Grimaud

TRAITÉ

DE

LA CATARACTE;

MOYENS NOUVEAUX

DE LA GUÉRIR SANS OPÉRATION CHIRURGICALE;

par Aimé GRIMAUD d'Angers,

Docteur-Médecin de la Faculté de Paris; Auteur du Précis d'une nouvelle
doctrine médicale; Ex-Rédacteur en chef du Propagateur des Sciences
médicales; Membre de plusieurs Sociétés savantes, etc., etc.

Prix : 1 fr. 50 c.

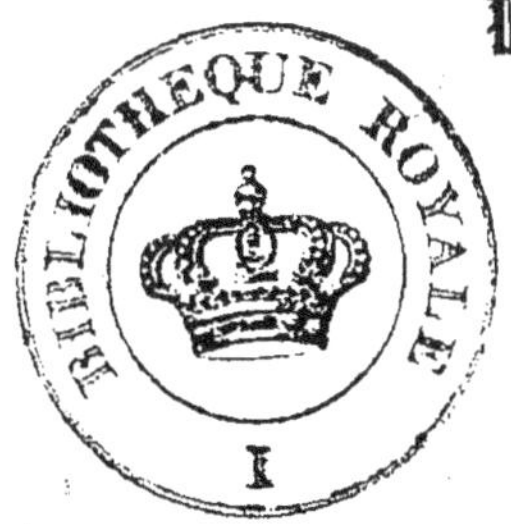

PARIS,

Chez L'AUTEUR, rue de la Chaussée-d'Antin, n° 62;

ET CHEZ

BAILLIÈRE, Libraire, rue de l'Ecole-de-Médecine.

1842.

IMPRIMERIE DE COSSE ET G.-LAGUIONIE,
Rue Christine, n° 2.

TRAITÉ

DE LA CATARACTE;

Moyens nouveaux de la guérir sans opération chirurgicale.

———————◆◆◆———————

Nous croyons devoir prévenir ici, que lorsque nous avons livré cette brochure à l'impression, nous avons eu moins le dessein de donner un *Traité complet de la cataracte,* que de faire connaître les caractères qui la distinguent, mais surtout les moyens avec lesquels j'ai pu, dans bien des cas, guérir cette maladie, et, ce qui est encore aussi précieux, en arrêter le développement sur l'œil opposé à celui qui en était frappé. Je n'ai point la prétention ni l'espoir de la détruire dans toutes les circonstances et à tous les âges; mais je viens le premier, je crois, tirer les médecins de l'espèce d'engourdissement dans lequel ils étaient plongés relativement au traitement de cette maladie, et relever la science du reproche d'impuissance qu'on lui a jusqu'à ce jour adressé avec fondement. Il est temps qu'elle réclame ses droits, et qu'elle en acquière de nouveaux à la confiance et à la gratitude des hommes, sous ce rapport comme sous tant d'autres. Il est temps enfin qu'elle éclaire la chirurgie dans sa marche et dans l'emploi de ses moyens, et qu'elle aplanisse les obstacles qui s'opposent trop souvent à la réussite des opérations. Telle est ma conviction. Puisse-t elle bientôt se fortifier par les succès des médecins de tous les pays!

———————

Définition.—On nomme *cataracte* l'opacité partielle ou totale de l'appareil du cristallin. Quelques auteurs, et entre autres Beer et M. Velpeau, donnent une extension plus grande à ce mot de cataracte, mais c'est sans fondement.

Etymologie.— Le mot latin *cataracta*, obstacle au passage d'un fluide, vient du grec καταράσσω qui signifie confondre, troubler.

Siége.—La cataracte atteint non-seulement la capsule et sa substance propre, mais encore l'une et l'autre à la fois, et en quelques circonstances l'humeur de Morgagni, qui se compose des couches superficielles et liquides de la substance propre.

Distinction.—De là quatre sortes de cataractes généralement admises. La première, qu'on nomme *cristalline*, a son siége dans la substance propre du cristallin. La deuxième, qu'on désigne sous la dénomination de *capsulaire* ou *membraneuse*, attaque la capsule de ce corps lenticulaire. La troisième a reçu le nom de *cataracte mixte*, parce qu'elle siége et dans le cristallin et dans sa capsule. Enfin, la quatrième a été appelée *laiteuse*, *interstitielle* ou *purulente*, parce qu'elle n'est que le changement de la nature et des caractères de l'humeur de Morgagni.

Ces quatre espèces de cataractes présentent quelques variétés qui portent sur des aspects particuliers qu'offrent les organes. Ainsi, on a admis des *cataractes à deux*, *trois* ou *quatre branches*, suivant l'apparence du cristallin ; des *cataractes filandreuses*, d'après la consistance de ce même corps.

Nature.—Si la nature de la cataracte nous est encore inconnue, nous pouvons cependant arriver assez près de la vérité, par induction tirée des expériences qui ont été tentées sur le cristallin. En effet, à l'aide de l'ébullition ou de l'immersion dans un acide étendu, on voit le cristallin se fendiller en trois, quatre et même en un plus grand nombre de segments triangulaires, qui aboutissent par leur sommet au centre de ce corps. C'est cette disposition qu'on observe quelquefois sur le vivant, qui a fait admettre des *cataractes à branches*, dont nous venons de parler, et qu'on a encore nommées *étoilées*.

M. Rognetta a fait congeler des cristallins d'yeux de cochon et de lapin : ils sont aussitôt devenus opaques ; ayant été ensuite plongés dans de l'eau chaude, ils ont repris leur transparence. De plus il a plongé dans de l'eau tiède des cristallins de cadavres humains devenus opaques, et ils ont repris également leur transparence.

D'un autre côté, M. Maunoir, dans sa thèse, rapporte qu'un plâtrier entra dans son four encore chaud, et en ressortit avec deux cataractes mûres. De plus un conducteur de voitures publiques, ayant regardé fixement le soleil, eut une cataracte quelques jours après. Enfin, nous verrons, dans l'énumération des causes de la cataracte, qu'une piqûre du cristallin la produit.

Ces différents faits ne prouvent-ils pas, conjointement avec ceux que nous fournit l'art culinaire, que tout ce qui trouble la circulation du cristallin produit sur lui l'effet que la cuisson détermine sur l'albumine de l'œuf, une opacité et une concrétion dans les deux cas ? Le résultat morbide des causes, quelque variées qu'elles soient, est donc le même, le trouble et l'opacité de la lentille cristalline. Une chaleur douce paraît au contraire rendre à cette lentille ses caractères et sa transparence naturels. La médecine ne devra donc pas oublier ces observations pour en faire son profit.

Causes.—Elles sont imparfaitement connues.

La cataracte s'observe chez les deux sexes, hommes et femmes, plus souvent chez les vieillards, rarement dans les premières années de la vie. Elle est congénitale ou acquise, quelquefois héréditaire. On attribue la formation de cette maladie à l'action prolongée d'une lumière vive émanant, soit du soleil, soit d'un feu ardent, soit de la blancheur éclatante de la neige. Telle est la manière dont on explique la fréquence de la cataracte chez les moissonneurs, les Lapons, qui voient la neige pendant six mois de l'année, les horlogers, les lapidaires, les verriers, les forgerons, les fondeurs, les cuisiniers, les joailliers. Les régions du nord présentant un plus grand nombre de cataractes que le midi, on en a conclu avec raison que le froid prédisposait au développement de cette maladie. Enfin, souvent la cataracte est due à des causes traumatiques, à des coups sur l'œil ou aux environs, à des piqûres du cristallin, soit par des aiguilles, soit par un canif, etc. Les commotions sur les tempes, le front ou la joue peuvent produire non-seulement la cataracte, mais encore la luxation ou le décollement du cristallin.

PHÉNOMÈNES PHYSIQUES.

A. *Couleur*. — Elle varie suivant l'espèce de cataracte, blanche, verte, etc.

Dans la cataracte *capsulaire simple*, blancheur très prononcée, éblouissante quelquefois, ne s'étendant pas jusqu'au bord pupillaire, offrant des bigarrures à sa surface, entourée d'un cercle noir qui dépend, suivant les uns, de l'ombre que jette l'urée sur la capsule, et, suivant d'autres, du renversement d'arrière en avant du bord pupillaire. Ce dernier caractère est, pour M. Sanson, auquel nous empruntons en partie l'énumération de ces phénomènes, l'indice que la cataracte est libre dans la chambre postérieure.

Dans la cataracte *compli uée* de synéchie, le bord pupillaire est tiré en arrière, offre ordinairement la forme d'un infundibulum et est immobile. Le cercle noir dont nous venons de parler, manque. Il y a le plus souvent atrésie pupillaire, et la couleur de la cataracte n'est pas généralement aussi blanche que dans le cas précédent ; des flocons existent quelquefois à sa surface.

Dans la cataracte *capsulaire congéniale*, la surface de la blancheur est ordinairement bombée en avant et engagée comme un coin dans l'ouverture pupillaire ; ce qui indique que la cataracte est liquide ou hydatique ; point de cercle noir, pupille toujours large et immobile : et la cataracte, dans les mouvements de l'œil, est mouvante, vacillante derrière l'ouverture pupillaire.

Dans la cataracte *capsulaire* POSTÉRIEURE, la tache blanche paraissant profonde comme une sorte de petit nuage, point d'ombre noire, et ordinairement amaurose.

Dans la *capsulaire ossifiée des vieillards, des forgerons*, etc., la blancheur est peu prononcée et tirant vers le jaune. Dans ce cas la cataracte est capsulo-lenticulaire ; elle est souvent vacillante. Pas de cercle noir.

Dans la *capsulaire secondaire*, c'est-à-dire, qui arrive après l'abaissement ou l'extraction du cristallin, il y a presque toujours synéchie, comme dans le cas ci-dessus.

Dans l'*interstitielle*, la blancheur est à peine visible à l'œil nu : elle n'est pas aussi franche que dans la capsulaire, et est plutôt mate et parcellaire. Selon Weller et d'autres, on peut voir à l'œil nu les molécules blanches monter et descendre dans la capsule pendant les différents mouvements de l'œil. J'ai été assez heureux pour vérifier le fait sur un médecin que j'ai fait opérer par M. Amussat. Le malade se plaint de myodepsie, de voir des corpuscules noirs voltiger devant lui.

Dans la *cristalline*, si la capsule est diaphane, la blancheur n'est jamais aussi éblouissante que dans la capsulaire. Cette blancheur ressemble le plus souvent à celle d'un papier huilé.

Dans la *cristalline dure* des vieillards, la blancheur est mate, un peu sale ou grisâtre. Le cercle noir est ordinairement très prononcé.

La blancheur est bombée, jaunâtre, très sale et touchant la pupille dans la *cristalline molle*. Point de cercle noir, pupille peu mobile.

Dans la *cataracte liquide*, la blancheur est foncée, protubérante dans la pupille, ondulante dans les différents mouvements de l'œil. Pupille peu mobile.

La tache blanche est équivoque dans la *cataracte noire*. On voit derrière la pupille une couleur grisâtre foncé.

Dans la *cataracte vacillante*, la tache est mobile derrière l'iris, comme une sorte d'hostie dans un cercle qu'on ébranle.

Dans la *luxée*, le cristallin peut passer à travers la pupille dans le fond de la chambre antérieure, et être confondu avec l'hypopion. Cette cataracte peut être lenticulaire ou capsulo-lenticulaire.

Dans la *capsulo-lenticulaire* enfin, la blancheur offre les mêmes caractères que la capsulaire.

B. *Mobilité pupillaire*. — En général, il y a une grande mobilité dans les yeux frappés de cataracte simple; mais lorsque la cataracte est assez volumineuse pour comprimer les bords pupillaires, ou qu'elle est compliquée de synéchie postérieure, d'amblyopie ou d'amaurose, la pupille est à peine ou n'est pas mobile.

C. *Réfractibilité artificielle*. — Lorsqu'on approche une bougie allumée de l'œil sain, et qu'on regarde avec attention de côté dans les chambres de l'œil, on observe trois images de la flamme. Les deux extrêmes, l'antérieure et la postérieure, sont directes; la moyenne est renversée.

Dans l'opacité du cristallin on ne voit qu'une image. La droite est antérieure.

Dans l'opacité de la capsule antérieure, une seule image.

Mais lorsque la capsule antérieure et le cristallin sont transparents, tandis que la capsule postérieure est opaque, la lumière donne deux images : une antérieure droite, une seconde renversée.

Si la lumière donne les trois images, on peut assurer que l'appareil du cristallin est parfaitement transparent, et que la cécité, si elle existe, est due à une maladie de la rétine.

Les trois images dont nous venons de parler dépendent, l'antérieure, de la réfraction de la cornée ; la postérieure, de la capsule cristalline antérieure ; la moyenne, qui est renversée, de la réflexion de la capsule cristalline postérieure.

PHÉNOMÈNES PHYSIOLOGIQUES.

Début. — La cataracte spontanée se manifeste rarement tout à coup. Il est cependant des exemples où on l'a vue se développer en une nuit ou en quelques jours. Le plus ordinairement la marche en est lente et progressive. Quelquefois la cataracte est précédée ou accompagnée de céphalalgie ou d'ophthalgie ; faiblesse dans la vue ; brouillard devant un œil ou tous les deux ; mouches qui voltigent ; points noirs ; réseaux de toiles d'araignée ; serpenteaux : symptômes dont la durée est indéterminée, et qui manquent quelquefois.

Cécité partielle et progressive. — Brouillard de plus en plus épais ; faculté de distinguer encore les ombres des corps, ou le jour de la nuit ; vue plus saine d'abord le matin et le soir, ou au petit jour, que dans le milieu de la journée ou à une grande lumière, parce que la pupille, étant dilatée, laisse passer beaucoup de lumière par la circonférence du cristallin et permet à la vision de s'exercer en partie. Plus tard, au contraire, vue meilleure à une forte lumière, cas où le cristallin est également opaque et où il ne voit que les rayons qui traversent la substance même du cristallin ; à moins de paralysie de la rétine, possibilité de distinguer toujours la lumière des ténèbres, quelle que soit la densité de la cataracte.

Lorsqu'on soupçonne une cataracte noire ou la paralysie de la rétine, il faut faire dilater la pupille au moyen de la belladone.

Marche. — Elle est ordinairement lente, et la cataracte met une ou plusieurs années à se développer, attaque le plus souvent un seul œil, puis l'autre après, plus rarement les deux yeux à la fois, marchant également ou inégalement des deux côtés. D'autres fois la marche de la cataracte est rapide et même brusque, instantanée. Il y a de nombreuses variétés à cet égard.

Terminaisons. — 1º *Par un état stationnaire.* La cataracte, après avoir acquis un certain degré de maturité, peut rester stationnaire bien des années : trente ans, au rapport de certains médecins.

2º *Par induration.* — Elle peut se durcir et s'ossifier de même que sa capsule.

3º *Par guérison spontanée.* — Il est beaucoup d'exemples de cette guérison à la suite d'un mouvement brusque de la tête, d'une chute, d'un coup à la tempe ou sur l'œil. La lentille se luxe et se place en dehors de l'axe visuel ; condition semblable à celle qui suit l'opération par abaissement.

4º *Par cécité complète.* — Il arrive assez souvent que la cataracte se termine par une amaurose plus ou moins organique. Ici, comme dans la cataracte congéniale, le globe oculaire présente des mouvements convulsifs particuliers, des espèces de balancements sautillants, en même temps que les paupières clignotent incessamment.

Pronostic. — Jusqu'à ce jour, tant l'art est imparfait, la cataracte conduit irrésistiblement à la cécité, parce qu'on n'opère jamais avant qu'elle ne soit arrivée complétement, et que la *cataracte ne soit mûre;* et cependant la chirurgie, de même que la médecine, appellent cet art de tous leurs vœux, puisqu'elles ne se préoccupent que de l'opération. Ecoutons le jugement que porte Boyer sur le résultat : « Si le malade, dit-il, refuse de se soumettre à l'opération, il reste pour toujours privé de la vue. S'il consent à l'opération, le résultat est incertain. Il peut, à la vérité, recouvrer entièrement la vue, mais il peut n'éprouver qu'une amélioration médiocre ou n'en éprouver aucune. » (*Maladies chir.*)

Ce pronostic, comme on le voit, est peu consolant. Et cependant l'expérience consommée de ce célèbre chirurgien lui donne beaucoup de poids. Il est d'ailleurs conforme à celui de tous les ophthalmologistes. Le succès de l'opération de la cataracte est en effet toujours douteux, et la perspective qu'ont eue les malades jusqu'à ce moment a été la cécité, à laquelle ils échappaient, hélas ! fort rarement.

Si la chirurgie armée d'instruments a été seule en possession de guérir la cataracte, j'ai l'espoir que le temps n'est pas éloigné où la médecine en deviendra la rivale heureuse, et parviendra à triompher de cette maladie par des agents tirés de sa matière médicale. Je fonde cet espoir sur un assez grand nombre de succès, et sur l'autorité de Celse, dont on va lire un passage ; et d'ailleurs le raisonnement vient à l'appui de l'expérience. Sans doute elle ne comptera pas que des réussites ; mais n'en obtînt-elle pas dans toutes les circonstances, elle aurait du moins la consolation d'avoir favorisé l'action chirurgicale, soit après avoir détruit les complications, soit après avoir empêché l'amaurose. Quel immense bienfait ne sera-ce pas pour l'humanité !

TRAITEMENT.

On voit, par ce qui précède, qu'il y a deux sortes de traitements pour la cataracte : l'un *chirurgical*, dont nous ne devons pas nous occuper ; et l'autre *médical*, auquel nous nous arrêterons avec d'autant plus de plaisir, qu'il n'a, que je sache, jamais été indiqué comme efficace.

Celse cependant avait dit :

« Quand la cataracte ne fait que commencer, on peut la dissiper par le moyen des remèdes, comme par la saignée du front ou du nez ; en cautérisant les veines des tempes ; par les apophlegmatiques, les fumigations, et en oignant les yeux avec des remèdes âcres. » (Liv. vi, ch. vi.) Ce passage, que je n'ai trouvé que tout récemment et par conséquent plus de huit ans après mes premiers essais, m'a procuré d'autant plus de satisfaction, qu'il m'a fait voir la conformité de mes vues avec celles de l'un des plus grands médecins de l'antiquité. Ce fut sur un vieillard de 78 ans que j'essayai mes moyens, et à 84 ans, époque de sa mort, il voyait parfaitement, et il n'y avait nulle trace de cataracte sur l'un et l'autre œil.

Traitement médical.—De grands chirurgiens, et entre autres MM. Dupuytren, Sanson, Velpeau, se sont élevés contre tout traitement médical de la cataracte. « L'art, dit Dupuytren, possède peu de moyens, soit pour arrêter la marche de la cataracte, soit pour la guérir. » (*Leçons orales.*)

J'en demeure d'accord. Mais pourquoi offre-t-il peu de ressources ? c'est que jusqu'à présent la médecine n'a pas connu sa puissance, ni le rôle qu'il lui convenait de remplir.

« Autrefois, dit M. Velpeau, on employait une foule de remèdes internes plus ou moins insignifiants. »

En effet, on s'est borné jusqu'ici à prescrire un traitement intérieur, que, à l'exemple de M. Velpeau, je regarde comme incapable de produire grand bien.

Jamais, que je sache, on ne s'était arrêté à ce traitement local indiqué par Celse, et le seul propre à modifier efficacement le tissu lésé et les fonctions qui lui ont été départies dans l'état sain. Toutefois, ainsi qu'on le verra plus tard, il est quelques moyens internes qui doivent jouir de faveur dans la curation de la maladie qui nous occupe : je range dans cette catégorie les purgatifs, qui agissent non-seulement sur la sécrétion intestinale, mais encore sur celle des autres membranes muqueuses, etc. J'en administre toujours plusieurs dans le cours du traitement, non dans le but que se proposaient d'atteindre les anciens, mais pour modifier les organes sécréteurs de l'économie vivante.

On peut aussi retirer des avantages de l'emploi de la belladone, de l'opium, soit pour la curation, soit pour le diagnostic.

Le traitement que nous proposons comprend les *topiques*, les *révulsifs* et les *antiphlogistiques*.

DES TOPIQUES.

Les topiques que j'emploie sont de différente nature : les uns sont immédiatement appliqués sur le globe de l'œil, et les autres ne le sont que médiatement.

Topiques immédiats.—1° *Insufflations.*—Les médicaments que j'insuffle le plus souvent dans l'œil, sont les poudres de sucre candi et de sulfate de quinine, ou bien de calomel et de sulfate de quinine. En voici les formules.

Poudres de sucre candi et de sulfate de quinine.

Pr. Sucre candi. 80 centigr.

Sulfate de quinine. . . . . 2 id.

Mêlez.

Poudre de calomel et de sulfate de quinine.

Pr. Calomel à la vapeur. . . . . 90 centigr.
    Sulfate de quinine. 3   id.
Mêlez.

Poudres d'alun et de sulfate de quinine.

Pr. Alun calciné. . . . . 1 centigramme.
    Sulfate de quinine. 1   id.
    Sucre candi. . . . . 1 gramme.
Mêlez.

J'augmente ou je diminue la dose du sulfate suivant qu'il rougit ou non la conjonctive.

Lorsqu'elles déterminent de la phlogose, je fais cesser les insufflations, ou j'abaisse la quantité de sulfate de quinine.

Et comme on s'habitue facilement à l'action de ce sel, je suis souvent obligé d'en ajouter un centigramme.

Je me sers aussi quelquefois de poudres de sulfate de cadmium, d'alun, d'iodure de zinc, de chlorure de zinc, d'hydriodate de potasse, etc., à la dose d'un centigramme ou d'un milligramme dans un peu de sucre candi. La dose de l'alun peut être plus élevée, mais celle des autres sels, qui sont fort actifs, doit toujours l'être peu.

On devra, pendant quatre, six ou huit mois, persévérer dans l'emploi des insufflations, si c'est nécessaire.

Les insufflations se font, soit avec un tuyau de paille ou de plume, soit avec un papier formé en gouttière, ou mieux avec une cuiller. On en fait d'abord une, puis deux par jour, une le matin et l'autre le soir.

On peut se servir de tous les sulfates et d'autres sels.

2° ***Fumigations et vapeurs.*** — Elles se font avec de l'eau bouillante, de l'éther sulfurique, qu'on met dans une fiole à eau de Cologne qui est plongée dans de l'eau chaude, ou bien avec de l'alcool à 33°, mis aussi dans une fiole semblable.

On en peut faire plusieurs par jour; deux suffisent ordinairement.

Quelquefois j'engage les malades à s'exposer à la vapeur irritante qui naît de la farine de moutarde délayée dans de l'eau bouillante, ou à celle qui provient du soufre enflammé, d'une allumette, par exemple.

Je mets aussi en usage avec succès le cinabre, dont on projette quelques centigrammes sur des charbons ardents, ou mieux sur une pelle rougie, et dont on dirige la vapeur au moyen d'un cornet de papier, ou mieux d'un entonnoir en verre.

Les émanations de l'ammoniaque liquide sont également favorables, et servent à varier le traitement : j'ai eu à m'applaudir de leur emploi.

3° ***Instillations***. — Elles peuvent singulièrement varier. Celles dont je fais usage le plus fréquemment sont les gouttes de Rousseau. On en laisse tomber une goutte, le matin, dans l'angle interne de l'œil. J'y fais quelquefois pénétrer des gouttes du parfum de la bouche, qu'on trouve chez M. Pujot, rue de la Chaussée-d'Antin, 52, ou chez M. Habert, rue de la Barillerie, n° 33. On peut l'employer pur ; mais on l'étend d'abord de trois quarts d'eau. On peut en faire autant avec les eaux de mélisse, de Cologne, ou avec une dissolution de sulfate de quinine, d'un sel quelconque, en un mot.

4° ***Caléfaction***. — Je nomme ainsi l'art avec lequel on porte de la chaleur sur les organes de l'homme, avec lequel on ranime la première de ses fonctions élémentaires, la calorification. On arrive à ce but, soit par l'application immédiate du calorique, soit par l'action de substances qui en sont imprégnées, soit par des frottements.

Or, si la cause qui a produit la cataracte a été le calorique en moins, c'est-à-dire le froid, il est certain qu'on retirera du fruit de l'application de la chaleur sur le globe de l'œil, au moyen d'un appareil approprié, un tube, par exemple.

L'appareil dont je me sers est très simple. Je fais mettre sous un entonnoir de métal ou de verre un fer rouge, et le malade s'expose, l'œil ouvert, au calorique qui s'en échappe par le sommet. Par cet appareil, le malade, en s'éloignant ou s'approchant, peut varier le degré de la chaleur.

Je n'ai point eu occasion d'appliquer le froid.

Dans le cas du plâtrier ou du conducteur dont j'ai parlé plus haut, j'en conçois l'utilité ; mais lorsque les malades se présentent à notre observation, il est peu de circonstances où le froid puisse être nécessaire.

5° ***Électricité et magnétisme***. — L'électricité au

moyen de la machine électrique appliquée sur le globe de l'œil, mais surtout le magnétisme avec l'appareil de Clarck, sont des moyens d'une utilité incontestable. Je ne puis trop les recommander pour combattre la cataracte.

DES RÉVULSIFS.

M. Sanson, après avoir rappelé les médicaments internes préconisés contre la cataracte, tels que la belladone, l'opium, etc , comprend dans le même anathème les moxas, la pommade ammoniacale ou de Gondret, le séton, etc. ; c'est pousser trop loin l'incrédulité, que de nier les succès que ce médecin et d'autres ont dit avoir obtenus. Les révulsifs ont été et seront toujours fort utiles dans des mains qui sauront les mettre en usage avec sagacité. Pour nous, nous ne pouvons que proclamer les succès qu'ils ont contribué à nous faire obtenir.

Sous ce nom de révulsifs nous rangeons les purgatifs, les vésicants, les caustiques, etc.

DES PURGATIFS.

Nous admettons deux sortes de purgatifs, suivant qu'ils portent leur action sur la membrane muqueuse interne ou sur la peau. Les premiers ont seuls jusqu'à ce jour reçu le nom de purgatifs, et les seconds le reçoivent par nous pour la première fois. Il y a donc des purgatifs internes et des purgatifs externes.

A. *Des purgatifs internes.*—Pour empêcher le développement de la cataracte, soit sur l'œil qui en est déjà atteint , soit sur l'œil sain, nous donnons quelquefois des *purgatifs minoratifs* et surtout salins. Dans quelques circonstances même nous employons les *drastiques* ; mais nous n'en usons qu'avec sobriété, et surtout que lorsque la langue est blanche dans toute son étendue, aux bords comme à la pointe. Il faut particulièrement s'assurer qu'elle n'est point sèche le soir, ni dans la nuit.

B. *Des purgatifs externes* (PUSTULIFIANTS.) Dans le *Précis d'une nouvelle doctrine médicale*, nous leur avons donné le nom de *pustulifiants* , parce qu'en effet ils produisent des éruptions pustuleuses. Il y en a de deux sortes : les uns déterminent des pustules avec rougeurs, et alors ces pustules sont peu prononcées. Dans cette classe sont les pomma des suivantes :

Pommade d'iodure de zinc.

Pr. Axonge. . . . . 3 décagrammes.
    Iodure ou chlorure de zinc. . . . . . . 12 grammes.
Mêlez.

Pommade d'hydriodate de potasse.

Pr. Axonge. . . . . 3 décagrammes.
    Hydriodate de potasse. . . . . 12 grammes.
Mêlez.

Les pommades suivantes développent des boutons très proéminents.

Pommade de sulfate de cadmium.

Pr. Axonge. . . . . 3 décagrammes.
    Sulfate de cadmium. . . . . 8 grammes.
Mêlez.

Pommade stibiée.

Pr. Axonge. . . . . 3 décagrammes.
    Tartre stibié. . . . . 10 grammes.
Mêlez.

Pommade sublimée.

Pr. Axonge. . . . . 3 décagrammes.
    Sublimé corrosif (deutochlorure de
        mercure) . . . . 6 grammes.
Mêlez.

On obtient le même résultat avec des huiles fortement purgatives, comme celles de croton tiglium, d'euphorbia latyris, etc., mais moins sûrement et en exposant à l'absorption de ces huiles. Toutefois elles doivent être associées par tiers à d'autres huiles.

Avec ces pommades et d'autres, dont je varie les doses et les substances, je fais venir des boutons derrière les oreilles, à la nuque, et quelquefois aux tempes.

Lorsque je veux faire faire des frictions sur les paupières et sur les tempes, ordinairement j'abaisse les doses de ces pommades.

Dès qu'il y a des rougeurs ou des boutons, on suspend l'usage des frictions pour y revenir plus tard.

DES VÉSICANTS.

La pommade de Gondret ou ammoniacale, et les vésicatoires volants, sont de puissants révulsifs avec lesquels on obtient de grands avantages contre la cataracte. On détermine des vésications derrière les oreilles, aux tempes, à la nuque, au sommet de la tête même.

Je fais ordinairement mettre à la surface du vésicatoire, un papier Joseph ou de soie huilé, ou mieux vinaigré, et j'empêche la résorption des mouches et leur action sur la vessie. Il faut surtout qu'ils se succèdent les uns aux autres.

DES CAUSTIQUES, MOXAS, SÉTONS.

Je pense qu'ils peuvent rendre de grands services ; mais je ne les ai pas employés. J'ignore ce que Celse a voulu dire par la cautérisation des veines des tempes.

DES ANTIPHLOGISTIQUES.

Il est bien certainement des circonstances où les saignées générales ou locales doivent être fort indiquées, mais je ne me suis point vu obligé d'y recourir. Le tact et l'expérience du médecin lui feront facilement saisir les indications favorables à l'emploi des antiphlogistiques. Je le renvoie aux *traités de pathologie*.

FIN.

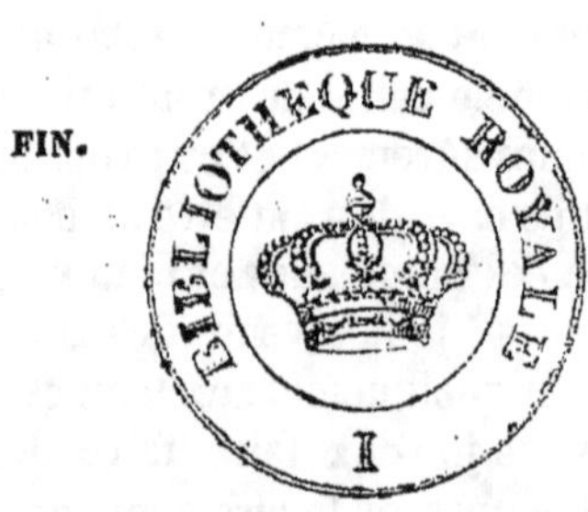